AF312781

DU

POSITIVISME

ET DE LA

MÉTHODE POSITIVISTE

EN MÉDECINE

Par le Dr Augustin FABRE

PROFESSEUR-ADJOINT DE CLINIQUE INTERNE A L'ÉCOLE DE MÉDECINE,
MÉDECIN DE LA CHARITÉ.

Extrait du *Marseille Médical.*

MARSEILLE.

TYP. ET LITH. BARLATIER-FEISSAT PÈRE ET FILS
RUE VENTURE, 48

1872.

DU POSITIVISME

ET

DE LA MÉTHODE POSITIVISTE EN MÉDECINE.

Messieurs, il y a quatre mois déjà, en quittant le fauteuil de la présidence, M. le professeur Bertulus nous lisait un discours sur la théophobie scientifique. Ce n'était pas un de ces mémoires longuement médités où les raisonnements s'enchaînent et où les preuves s'accumulent ; c'était tout simplement le cri d'alarme d'un honnête homme qui est aussi un homme d'esprit.

Quelque temps après, un de nos plus laborieux et de nos plus chers collègues a cru devoir repousser le reproche d'athéisme adressé à la médecine actuelle, fortement imbue, vous le savez, de positivisme. Il a voulu nous la montrer bornant son étude aux conditions matérielles des faits, écartant toute question de doctrine et ne s'occupant de Dieu ni pour le reconnaître ni pour le nier.

Dans son travail sur l'esprit scientifique en médecine, M. de Capdeville nous a exposé un mélange de la méthode positiviste et du déterminisme de Cl. Bernard. Le positivisme ainsi présenté ne paraît tout d'abord ni matérialiste ni athée. Mais, pour bien apprécier une école, il ne suffit pas de la considérer au point de vue restreint de la méthode. Il faut se livrer à une large étude doctrinale où l'on recherche son origine, ses tendances et les liens qui l'unissent à un mouvement plus général de l'esprit humain. La doctrine une fois connue, on peut mieux juger la méthode, en saisir non-seulement le mécanisme extérieur mais encore la pensée dirigeante, et derrière les préceptes qu'elle formule déceler le but réel qu'elle poursuit.

Que la doctrine positiviste ait été toujours athée et soit aujourd'hui matérialiste, c'est ce qu'il sera facile de démontrer. La plupart de ses adeptes s'en font gloire et, dans le monde médical, on s'expose à passer pour un revenant d'un autre âge quand on ose encore parler de Dieu.

Mais la méthode positiviste n'a pas cette franchise, et c'est là qu'est le danger. Son but apparent est le progrès de la science qui ne trouve en elle qu'une entrave ; son but réel est le succès du système dont elle est issue. Créée pour les esprits honnêtes et timides auxquels l'athéisme et le matérialisme répugnent, elle les pousse dans une voie qui n'y conduit pas tout de suite, mais qui éloigne des doctrines opposées. Si, grâce à ses apparences inoffensives et à ses promesses séduisantes, elle se faisait généralement adopter, le positivisme ne rencontrerait plus d'adversaires et règnerait sans obstacle. Encore une fois, voilà le danger. Aussi, après avoir esquissé la doctrine positiviste, m'appliquerai-je dans ce travail à démasquer la méthode positiviste.

Cette question du positivisme n'est d'ailleurs qu'un épisode d'une grande bataille dont, en terminant, j'essayerai d'indiquer le plan. D'un côté nous verrons la science révolutionnaire qui, en voulant chasser Dieu, court à sa propre ruine ; de l'autre, la vraie science, qui, en proclamant le règne de Dieu, s'assure la dernière victoire.

Pour rester en dehors d'une pareille lutte, il faudrait n'avoir ni tête ni cœur. Ici le spectateur qui observe doit devenir à son heure le soldat qui combat. Je suis soldat de Dieu, et j'obéis à mon devoir en me jetant dans la mêlée.

I

De tout temps, l'homme s'est insurgé contre Dieu. Jamais la révolte, qui s'appelle aussi révolution, n'avait été aussi étendue et aussi audacieuse qu'aujourd'hui.

En attendant que par l'éducation elle parvienne à chasser Dieu du foyer et de l'autel lui-même, elle l'a banni de la politique. Au vieux principe qui voulait que l'autorité fût exercée au nom de Dieu et d'après les règles de l'éternelle justice, elle a substitué celui qui fait dépendre l'autorité du caprice mobile des masses humaines. C'est ainsi que l'homme a cru se rendre libre en se proclamant souverain.

D'un mouvement analogue, opéré sur le terrain scientifique, est né le positivisme de Comte. Vouloir qu'en science la lumière, comme en politique l'autorité, procède de bas en haut ; montrer le savoir humain s'élevant par ses propres forces des notions les plus simples aux connaissances les plus élevées ; arriver en définitive à l'apothéose de l'homme et à la déchéance de Dieu ; voilà l'essence du positivisme primitif.

Les deux points capitaux dans le système de Comte sont une classification historique des progrès de l'esprit humain et une division hiérarchique des sciences.

Le chef du positivisme veut que l'intelligence humaine, dans sa marche vers le progrès, ait passé par trois étapes successives : elle était d'abord théocratique, elle est devenue ensuite métaphysique et enfin elle a eu le bonheur d'entre dans l'ère positive.

Sans nous arrêter à relever les erreurs historiques de cette thèse, sans même rappeler aux positivo-matérialistes d'aujourd'hui leur père Epicure et son école antique, remarquons qu'aux yeux de Comte le progrès consiste tout d'abord à éliminer Dieu et ensuite à mettre de côté ces forces dont on s'occupe en métaphysique. Supprimez Dieu et les forces, que reste-t-il ? la matière. Telle est non pas la conclusion formelle mais la conséquence inévitable du système.

Si la classification historique de Comte fait de l'athéisme scientifique la première condition du progrès, sa division hiérarchique des sciences aboutit au culte religieux de l'homme mis à la place de Dieu.

Dans cette prétendue hiérarchie, la science la plus simple et la plus générale à la fois servirait de base aux autres, puis on s'élèverait graduellement à des sciences de plus en plus complexes, les plus simples servant toujours de base aux plus compliquées. Les mathématiques auraient ainsi ouvert une série dans laquelle seraient venues successivement se ranger l'astronomie, la physique, la chimie, la biologie et la sociologie.

On peut bien faire à cette division hiérarchique quelques légères objections, demander, par exemple, comment Pythagore et Platon avaient à peine jeté les fondements des mathématiques et de l'astronomie lorsque Hippocrate résuma les préceptes d'une grande école médicale, et comment la chimie, science moderne, a pu servir de support immédiat à la médecine déjà florissante dans l'antiquité, ou bien encore pourquoi Moïse, Solon et Lycurgue n'ont pas attendu, pour établir leur œuvre politique et sociale, de pouvoir s'appuyer sur les découvertes biologiques de M. Littré.

On peut même déclarer hardiment que cette hiérarchie n'existe pas et prouver que, si deux sciences voisines se prêtent souvent un mutuel appui, chaque science a sa sphère propre. On peut rappeler qu'il y a un abîme entre les mathématiques et la physiologie, entre les sciences expérimentales et celles de déduction, entre les sciences cosmologiques et les sciences morales ; mais qu'importe ? Bornons-nous à signaler le caractère essentiel de cette tentative.

Elle a pour but de montrer à l'homme qu'en s'élevant par degrés des notions les plus simples aux connaissances les plus complexes, il est parti de très-bas pour monter très-haut, et que ses progrès sans limites doivent faire de lui une divinité. Aussi la doctrine positiviste a-t-elle pour couronnement la religion positive, qui est le culte de l'humanité. Elle finit par dire à l'homme : tu es Dieu.

Voilà son dernier mot.

La même pensée qui, en philosophie, a inspiré le positivisme de Comte, se retrouve en histoire naturelle dans le darwinisme, aussi voit-on, notamment à la Société d'Anthropologie, les savants qui se sont faits les coryphées du premier, accepter avec empressement le second. Ici l'on professe que la matière inorganique a créé les monères qui, grâce à la sélection naturelle et par une longue série de transformations, se sont élevés à la dignité de singes, lesquels, par une évolution qui, sans doute, ne doit pas être la dernière, sont devenus des hommes. D'après Darwin, nous étions hier des singes ; d'après Comte, nous sommes aujourd'hui des dieux. L'un a étudié notre origine et notre passé, l'autre notre situation présente et nos destinées, l'un s'est occupé du corps et l'autre de l'esprit, l'un a regardé en arrière et l'autre en avant, mais tous deux ont cherché à établir la marche ascendante de l'humanité. Nous sommes issus de la matière inorganique pour arriver à être d'abord des singes, ensuite des hommes, enfin des dieux ; de sorte qu'en réunissant les deux systèmes on peut indiquer leur caractère commun par cette définition : l'homme est un singe qui devient Dieu.

L'anglais Darwin a fait des jaloux. Tout récemment encore, dans un discours solennel, Virchow réclamait hautement en faveur de l'allemand Oken, comme il aurait pu réclamer en faveur de Schelling et d'Hégel, la gloire d'avoir trouvé que cette sorte non pas d'être mais de devenir qu'on appelle l'homme est issu de la terre, et d'avoir opposé cette doctrine dite de l'évolution au traditionalisme qui soutient que l'homme est un être créé par Dieu. Voilà ce qu'il appelle « une conception vraiment allemande » et le principe qui doit guider « les sciences dans la nouvelle vie nationale de l'Allemagne. »

Si Virchow, dans une polémique remarquable d'intolérance et de passion, proclame le caractère matérialiste et athée de son évolutionisme, le positivisme primitif et le darwinisme sont, il faut leur rendre cette justice, plus réservés dans leurs doctrines que dans leurs tendances. La philosophie de Comte est athée, mais on ne peut affirmer qu'elle soit d'emblée matérialiste, et le darwinisme, en réservant la question de l'origine de la matière inorganique, évite de se déclarer franchement matérialiste et athée. Il restait là un doute à éclaicir, une solution précise à donner. Le positivisme médical s'en est chargé.

S'il y a dans la nature humaine un besoin permanent de connaître et d'expliquer qui enfante chaque jour de nouveaux systèmes, on voit à certaines époques le dégoût des systèmes

naître de leur impuissance et de leurs excès. Qu'à ce moment
un système nouveau se présente avec les caractères d'une
réaction violente contre les autres systèmes, qu'il dissimule
sa doctrine pour mettre en relief sa méthode ; que surtout il
sache allécher les esprits par l'appât de mots pleins de promesses, un succès de grande vogue lui est assuré. Qu'importe
ensuite que le positivisme soit, malgré son titre, un tissu de
rêveries, suivant cette loi qui veut que tous les révolution-
naires, quels qu'ils soient, tiennent précisément le contraire
de ce qu'ils ont promis ? Qu'importe encore que le positivisme de Comte et celui de Robin soient deux doctrines diffé-
rentes unies seulement par un but commun ? Le nom de
positivisme était heurenx, il devait faire fortune dans le
monde médical.

La médecine avait bien peu à démêler avec la doctrine du
athématicien Comte ; aussi, Littré et Robin ont ils eu soin
d'y introduire beaucoup moins la chose que le mot, dont le
rôle principal est de servir à repousser, comme n'étant pas
positives, toutes les doctrines et toutes les tendances qui ne
sont pas positivistes.

Bien différent du positivisme primitif, le positivisme médical est entièrement matérialiste. Comte, de qui lui vient son
nom, peut être, si l'on veut, appelé son parrain, mais n'est
point son père. Sa généalogie est bien plus ancienne. Il
descend de l'induction baconienne par le sensualisme de
Condillac. Dès l'instant où le témoignage des sens est consi-
déré comme la base de nos connaissances, on arrive fatalement à ne considérer comme certaine que l'existence de la
matière dont on constate les modifications. Imbue de la doctrine sensualiste que lui avait inculquée Cabanis, l'école de
Paris devait donc nécessairement, en passant par l'organi-
cisme, arriver au matérialisme, qui est le vrai positivisme
médical.

Sans doute, quelques modérés se bornent à insinuer,
comme notre collègue M. de Capdeville, que la force et la
matière sont inséparables dans notre esprit, laissant à d'autres le courage ou la logique de conclure que la force est une

propriété de la matière. Un germe ne révèle pas à tous les yeux tout ce qu'il renferme en puissance : on le verra lorsque ce germe devenu arbre aura porté ses fruits. Le germe du positivisme a maintenant produit son arbre où nous pouvons cueillir quelques fruits.

Dans le Dictionnaire dit de Nysten, que Chauffard a justement appelé le Code médical du positivisme, Littré et Robin ne s'arrêtent guère à vanter la méthode sensualiste, l'heureux emploi des sens aidés par les instruments perfectionnés, qui fait progresser la science sur un terrain solide pendant que le raisonnement l'égare dans les nuages. Non ; ils vont droit aux conséquences du système, et ils enseignent le plus pur matérialisme. Il suffit, pour s'en convaincre, de rappeler quelques définitions du Dictionnaire : « L'âme, y écrivent les positivistes, exprime, considérée anatomiquement, l'ensemble des fonctions du cerveau et de la moëlle épinière, et, considérée physiologiquement, l'ensemble des fonctions de la sensibilité encéphalique..... On donne le nom d'idée au résultat, exprimé ou non, du mode d'activité propre à chaque partie du cerveau.... Le mot pensée désigne l'activité générale de toutes les parties du cerveau. » Passons sur ces considérations anatomiques qui s'appliquent à des fonctions ; ne prenons pas la peine de signaler toutes les hypothèses qu'en leur qualité de positivistes nos deux auteurs se hâtent d'accumuler. Ces quelques lignes suffisent pour prouver que le positivisme médical est tout simplement le matérialisme. Voyons, Messieurs, appelez désormais les choses par leur nom, imitez la sincérité brutale des Allemands, vos rivaux et vos maîtres, et répétez après Moleschott : « La matière régit l'homme, » ou bien, après Buchner : « Le nom de matérialiste n'est plus aujourd'hui qu'un titre d'honneur. » Enfin déclarez-vous les alliés de Virchow, qui vient d'écrire : « Non, avec les gens qui vous disent : je crois qu'il est une âme personnelle qui peut être séparée du corps, et qui se tiennent fixés sur ces idées, il n'est pas d'entente possible. En cherchant ce qui a été décrit sous le nom d'âme, je trouve une série d'actions organiques. »

Au fond, vous êtes aussi matérialistes que les Allemands. Quant à votre athéisme, il n'est un secret pour personne. Vous ne daignez même pas vous occuper de Dieu ; aussi, n'en déplaise à M. le professeur Bertulus, doit-on vous concéder que vous n'êtes point atteints de théophobie ; vous n'avez pas cette crainte de Dieu qui est le commencement de la sagesse.

On peut vous accorder encore que ce n'est point à vous personnellement, athées de la science, qu'il faut reprocher d'avoir, dans ces derniers temps, précipité le peuple dans le crime. Les coupables, ce sont d'autres hommes, mais ce sont vos propres doctrines. Le peuple qui ne craint plus Dieu n'est plus retenu que par la force matérielle, et quand une fois il a pour lui la force, rien n'arrête plus ses excès.

II

Cessons maintenant d'examiner le positivisme dans sa doctrine, pour le juger dans sa méthode.

Avant de qualifier comme elle le mérite, la méthode positiviste, je dois déclarer que je ne partage en rien les « sentiments de respect et d'estime » que M. de Capdeville professe « pour toutes les opinions loyalement soutenues. » Non, je n'accepterai jamais qu'on puisse mettre au même niveau le bien et le mal, le vrai et le faux. Ne confondons pas les hommes avec les principes, rien de plus juste, les hommes égarés sont et restent nos frères, mais les principes mauvais sont nos plus mortels ennemis ; les hommes qui sont trompés peuvent revenir à des idées meilleures, mais les systèmes qui les trompent doivent périr. Le crime, avant de devenir un acte, a commencé par être une pensée ; les pensées coupables dérivent souvent des principes erronés ; c'est à ces principes qu'il faut s'attaquer. Aimons toujours les hommes, et, quand il le faut, haïssons les principes. Tenir la balance égale entre l'erreur et la vérité, ce n'est pas de l'impartialité, c'est de l'injustice. C'est prêter à l'erreur une valeur qu'elle n'a pas et dépouiller la vérité de sa valeur réelle que de les estimer l'une et l'autre au même poids ; c'est ennoblir l'erreur et méconnaître la vérité que de les placer au même rang. Pour la vérité, mieux vaut la guerre ouverte qu'une pareille neutralité.

La méthode positiviste n'est pas de celles qui doivent inspirer des « sentiments de respect et d'estime, » quelle que soit, d'ailleurs, la loyauté de ceux qui la préconisent.

Si le positivisme médical recrute chaque jour de nouveaux adeptes, il le doit non pas à ce qu'il est, mais à ce qu'il paraît être, et, pour appeler les choses par leur nom, le secret de sa force est dans son hypocrisie. Il n'annonce d'abord que de simples questions de méthode là où il s'agit en réalité de questions de doctrines, et sa méthode elle même il sait la recouvrir d'un masque séduisant qui cache un singulier mélange de perfidie et de nullité. Puis, une fois qu'il tient sa proie, il lui insinue le poison d'une manière insidieuse et progressive, de sorte que celui qui était entré dans le positivisme pour se conformer aux règles d'une observation rigoureuse, rejette bientôt toute doctrine spiritualiste, s'imbibe ensuite des principes du sensualisme, et arrive enfin sans secousses au matérialisme le plus radical.

Il y a beaucoup d'esprits, et notre collègue M. de Capdeville me paraît être du nombre, qui s'imaginent que le positivisme est presque tout entier dans sa méthode.

Ils se représentent cette méthode comme le type le plus pur de l'observation exacte et sévère, fermant l'oreille aux conseils de l'imagination pour n'écouter que le témoignage des faits, et s'appliquant à constater les phénomènes de l'ordre matériel par le moyen des sens aidés au besoin par les instruments perfectionnés.

Eh bien ! nous devons le déclarer hautement, sans passion mais surtout sans faiblesse, la méthode positiviste n'est pas du tout ce que l'on croit. Ce n'est pas un instrument de progrès pour la science, c'est une arme de guerre pour le matérialisme. Si elle est un danger, c'est surtout parce qu'elle est un mensonge ; elle se montre ce qu'elle n'est pas et ne se montre pas ce qu'elle est.

Les règles d'observation exacte, dont elle s'attribue la découverte et dont elle prétend posséder le monopole, ne lui appartiennent pas. Elles ont été inscrites dans le code médical de l'antiquité et appliquées par les vrais médecins de tous les temps.

Veut-on lire des préceptes d'observation médicale auxquels le positiviste le plus difficile ne trouvera rien à reprendre ni à ajouter? il faut ouvrir un livre qui a justement frappé d'admiration le chef éminent du positivisme médical : ce livre, c'est le *Traité de l'ancienne médecine*, dont l'auteur est Hippocrate et le traducteur M. Littré.

Veut-on voir la méthode d'observation pratiquée avec scrupule et défendue avec vigueur contre l'esprit d'hypothèse, il faut suivre, dans les temps anciens, l'histoire de l'Ecole empirique et de ses luttes contre l'Ecole dogmatique, depuis l'époque où Acron, d'Agrigente, la soutenait contre Empédocle, jusqu'à celle où Hénodote et Glaucias en traçaient les préceptes et où Dioscoride, Celse et Arétée les appliquaient.

Si, dans les temps anciens, le philosophe Pyrrhon, flétri du nom de sceptique parce qu'il était l'ennemi des systèmes, a inspiré le culte de l'observation et de l'expérience, une influence analogue mais beaucoup moins évidente a été, dans les temps modernes, attribuée au philosophe Bacon, de Vérulam, en qui nos positivistes consentent parfois à reconnaître leur précurseur. Qu'il y ait dans la méthode de Bacon, dont on ne se figure pas l'obscurité quand on n'a pas cherché à s'en rendre compte, un seul précepte qui s'applique exactement à l'observation médicale, c'est ce dont il est permis de douter ; qu'en tout cas ce précepte ait été mis en pratique par les grands médecins du même siècle, c'est ce qu'on peut nier hardiment, puisque le premier médecin qui se soit proclamé disciple de Bacon c'est Joseph Mosca, dont le livre sur l'*Air et les maladies qu'il provoque*, publié vers le milieu du XVIIIme siècle, est un composé d'hypothèses et de déclamations contre les hypothèses. Quant à l'admirable observateur qui mérite d'être surnommé le peintre des maladies et qui fut contemporain de Bacon, Sydenham, l'Hippocrate anglais n'accepte pour maître et pour modèle que l'Hippocrate grec, et je n'ai trouvé dans ses ouvrages qu'une seule citation du philosophe de Vérulam. C'est encore de l'œuvre d'Hippocrate que s'est inspiré l'illustre auteur du *Traité de l'Expérience*, Zimmermann, dont l'ouvrage, publié vers la fin du siècle dernier, est un magnifique monument élevé à l'observation médicale.

Si l'on veut donc attribuer à notre époque et à la philosophie positive les règles précises et l'usage méthodique de l'observation en médecine, il n'y a qu'à supprimer l'histoire.

Ce n'est pas tout. Non seulement le système sensualiste n'a pas inventé la méthode d'observation, qui est la principale source ou tout au moins la condition nécessaire du progrès en médecine, mais encore il en entrave et en limite l'emploi ; non seulement il est une roue inutile au char du progrès, mais encore il est un sérieux obstacle au progrès. C'est ce qu'il est facile de reconnaître pour peu qu'on examine comment le progrès s'opère dans les sciences d'observation, et comment les doctrines peuvent favoriser ou enrayer sa marche.

Elément nécessaire dans un travail complexe de l'esprit humain, l'observation, si elle s'effectuait isolément, serait impuissante à nous fournir des notions utiles. A cette première opération de l'esprit servi par les sens, qu'on nomme en philosophie l'observation externe, en succède une seconde où l'esprit est seul employé, c'est la comparaison, à laquelle en succède une troisième, qui est également de l'ordre purement intellectuel, la généralisation. C'est ainsi que, dans les sciences expérimentales, se constituent les lois. Le sensualisme primitif et son fils de prédilection le matérialisme, ce dernier avec une explication différente, acceptent tout ce travail et n'y mettent point obstacle.

Mais il y a quelque chose qui les embarrasse et dont ils ne veulent pas. L'observation, de même qu'elle est suivie, est aussi précédée d'un travail intellectuel. Par elle-même, elle est paresseuse ; à moins que le hasard ne la favorise, elle ne trouve pas, parce qu'elle ne cherche pas ; elle se borne à voir, elle ne regarde pas, et on ne voit bien que ce que l'on regarde.

Pour que l'observation devienne efficace et féconde, il faut qu'elle soit guidée par une doctrine ou tout au moins par une idée.

C'est en dirigeant l'observation que le vitalisme traditionnel a produit de si nombreux chefs-d'œuvre. Eclairé par les principes hippocratiques de l'unité de l'homme et des réactions de la nature, il a pu nous tracer ses descriptions si vivantes des maladies et des constitutions médicales, apprécier sûrement les mouvements morbides au double point de vue de la prognose et des indications curatives, s'élever enfin à la notion des diathèses. C'est à ce foyer du vitalisme qu'à toutes les époques s'est allumé le génie médical. Qui oserait, par exemple, pour ce qui concerne les temps anciens, mettre en parallèle le chef vénéré de l'école spiritualiste, Hippocrate, avec le chef, aujourd'hui oublié, de l'école sensualiste, Asclépiade? Et maintenant encore. sans toucher à de délicates questions personnelles. qui est celui d'entre nous qui, étant malade, ne préfèrerait confier sa vie à un de ces modestes praticiens français qui ont conservé quelque chose de la tradition médicale. plutôt qu'à un des princes de la médecine allemande, à un de ces coryphées du matérialisme qui sont des savants si célèbres et de si petits médecins ?

Aux yeux de tout homme compétent, pour bien saisir une maladie dans son individualité, dans son ensemble, dans son évolution, et, ce qui est capital, dans ses formes diverses, pour suivre la marche et reconnaître le cachet d'une diathèse à travers les âges de la vie et les générations de la famille, l'observation ne suffit pas, fût elle élevée jusqu'au génie, il faut l'observation guidée par la doctrine.

Il est à peine besoin de rappeler aussi, dans les découvertes de l'ordre médical, le rôle de l'idée que plus tard l'observation contrôle. En physiologie, par exemple, il n'y a pas une expérience qui n'ait pour but la vérification d'une idée. Supprimez l'idée inspiratrice, et l'expérience. qui n'aurait plus de raison d'être, ne s'effectuerait pas.

Il faut reconnaître surtout l'influence importante qu'a exercée sur le progrès des sciences médicales l'idée de cause, et, n'en déplaise à messieurs les positivistes, l'idée de cause finale, la recherche du pourquoi. Harvey n'avait pas été le premier à constater l'existence des valvules veineuses, dont la découverte appartient à l'école de Fabrizio, mais il rechercha le pourquoi de leur disposition et découvrit tout simplement la circulation du sang.

Telle est l'observation médicale, avec les opérations intellectuelles qui la suivent et la complètent, avec la doctrine et les idées qui la stimulent et la poussent au progrès. Dans ce travail complexe, une foule d'erreurs peuvent se glisser ; elles sont dues à des comparaisons défectueuses, à des généralisations hâtives et surtout à l'esprit de système qui fausse l'observation plutôt que de se soumettre au contrôle des faits. Ces erreurs, personne ne les nie, tout le monde les déplore, seulement la faute en est non pas à la méthode mais aux hommes qui sont censés la pratiquer.

Dans la voie du progrès, cette grande méthode rencontre une entrave non plus accidentelle mais préméditée, non plus individuelle mais collective, qui ne lui vient plus d'un homme mais d'une école, de l'école sensualiste ou du positivisme médical. S'il ne s'agissait, comme le pense M. de Capdeville, que d'assujettir l'idée au contrôle du fait, ce ne serait pas la peine d'être positiviste ; c'est là un précepte fondamental de la méthode d'observation que tout le monde ne pratique pas mais que personne ne conteste. La véritable prétention de l'école que nous combattons c'est de présenter l'observation comme le fait primordial auquel sont subordonnés tous les autres ; il le faut ainsi, pour que se vérifie l'adage fondamental du sensualisme : *nihil est in intellectu quod non priùs fuerit in sensu.* Aussi le positivisme médical s'acharne-t-il contre l'influence inspiratrice des doctrines et notamment du vitalisme traditionnel ; aussi s'insurge-t-il contre l'action des idées dirigeantes et notamment de l'idée de cause finale. Voilà comment, en prétendant se baser sur les « réalités qui frappent nos sens, » et sous le fallacieux prétexte qu'il n'a pas à s'en écarter, le positivisme s'oppose au progrès médical. Cette action pernicieuse n'empêche pas, sans doute, des acqui-

sitions de détail dues à l'observation aidée par les instruments
perfectionnés et guidée par le hasard, mais elle arrête toute
impulsion féconde, tout travail d'ensemble qui nécessite l'intervention des doctrines et la coopération active des facultés
de l'esprit ; elle ralentit ainsi la marche de la science.

La méthode sensualiste ou positiviste en médecine est en
définitive une superfluité et une entrave ; voilà, en deux mots,
quel est son rôle à l'égard du progrès.

A quoi sert-elle donc, et pourquoi a-t-elle été instituée ?

Elle sert à infiltrer dans les esprits les principes de la
doctrine positiviste, et elle n'a pas d'autre but.

Elle commence par détourner le médecin de l'étude des doctrines qu'elle lui a présentées comme dépourvues d'avantages
et hérissées de dangers. Les doctrines spiritualistes, résumées
dans le vitalisme traditionnel, sont dès lors écartées avec
dégoût et reléguées dans le domaine de l'histoire.

Après avoir ainsi déblayé son terrain, elle travaille à
édifier le matérialisme sur ce principe que l'observation est la
base des connaissances médicales ; et c'est pour elle l'occasion
de vanter les mérites des sens aidés par les instruments
grossissants. Ensuite, procédant d'une manière insidieuse, elle
insinue que l'observation médicale doit se borner à la
constatation des réalités qui frappent nos sens ; elle se reconnaît
alors matérialiste, mais quant à son champ d'étude et non pas
quant à sa doctrine : elle l'est, dit-elle, parce qu'elle s'occupe
« des conditions matérielles des faits, » par opposition au
spiritualisme qui s'occupe des forces. Alors, par une contradiction
dont elle ne paraît pas s'apercevoir, elle se hâte d'ajouter que
« force et matière sont inséparables dans notre esprit ; » voilà
donc deux éléments inséparables dans notre esprit et qu'on
doit néanmois séparer pour l'étude. Arrivés là, les modérés du
positivisme sont satisfaits. Il reste admis dans l'école que force
et matière sont inséparables dans notre esprit.

Si les hommes manquent souvent de logique, les systèmss
en sont pourvus, et, leurs prémisses une fois posées, ils arrivent
fatalement à leurs dernières conséquences. Force et matière
deviennent ensuite inséparables tout simplement ; l'existence

de la matière étant incontestée, il en résulte que la force n'a pas d'existence séparée, c'est-à-dire d'existence propre, et, si la force n'existe pas isolément, elle n'existe que comme propriété de la matière. Une fois qu'on admet comme base de la certitude l'observation par les sens, on arrive tôt ou tard mais fatalement au matérialisme. Voilà pourquoi le matérialisme médical tient tant à sa méthode comme moyen d'attirer progressivement et par un séduisant appât, les esprits auxquels de prime abord répugne sa doctrine.

Mais, dans la voie ouverte par le sensualisme, le matérialisme n'est lui-même qu'une étape. La logique inexorable veut que le système parcoure toute son évolution. Si le témoignage des sens est la seule base de nos connaissances, l'idée d'être et l'idée de cause ne peuvent s'expliquer ; les admettre, ce serait rétrograder jusqu'à la métaphysique ; ce serait surtout ébranler l'athéisme en laissant supposer qu'on peut par elles remonter à l'idée d'un être absolu et d'une cause première. Cabanis l'avait bien compris quand il a dit que corps et matière doivent être définis uniquement au point de vue des sensations qu'ils déterminent, et que la loi ne doit qu'indiquer les rapports des phénomènes entre eux. Ainsi donc, d'après le développement logique du système, les questions de substance et de cause, qui ne proviennent pas des sens et ne se trouvent pas dans le domaine de la matière, doivent être écartées ; les phénomènes et leurs rapports, voilà ce que la science peut et doit étudier. Donc, pour la science, il n'y a point d'êtres, la matière elle-même ne peut être considérée qu'à titre de phénomènes. Nous avons laissé derrière nous le matérialisme, nous voici arrivés au phénoménalisme, c'est-à-dire au nihilisme scientifique. C'est ainsi que le positivisme médical vient aboutir au gouffre du néant.

<h2 style="text-align:center">III</h2>

Je crois avoir, Messieurs, suffisamment établi ce qu'est le positivisme dans sa doctrine et dans sa méthode. Je pourrais m'arrêter ; j'ai cependant à vous adresser encore quelques paroles qui pourront vous paraître hardies et qui peut-être choqueront vos oreilles ; mais c'est une faute de se taire quand c'est un devoir de parler.

Nous allons, d'un moment à l'autre, assister aux convulsions violentes d'une civilisation qui se meurt. L'homme moderne a prétendu tracer à Dieu les limites de son empire ; il lui a dit : je veux bien, pour quelque temps encore, tolérer qu'on t'adore dans le temple et au foyer domestique, mais tu ne dépasseras ni la porte du temple ni le seuil du foyer ; et partout, dans le domaine de la politique comme dans le champ de la science, l'homme a pris la place de Dieu. Cette révolte s'est faite d'une manière progressive ; pendant qu'elle était modérée dans les formes et se cachait sous les noms d'indépendance et de libéralisme, ses conséquences se préparaient, mais il était difficile d'en prévoir l'effrayante portée ; à mesure que, par la marche naturelle de son évolution, elle devient plus violente et plus provocatrice, nous pouvons mieux comprendre où elle aboutira. Dans l'ordre politique et social, son œuvre finale est une secte déjà trop célèbre dont le programme a pu être résumé en un mot : détruire tout et le remplacer par rien. Dans l'ordre philosophique et médical, la voici arrivée au positivisme, qui n'est autre chose que le matérialisme athée, précurseur du nihilisme. Partout, quand Dieu s'est retiré tout-à-fait, il ne reste plus que le néant.

Le nihilisme philosophique n'est pas l'œuvre de notre seule époque. Il a réellement commencé le jour où, par une réaction mal dirigée contre la science du moyen âge, qui, au mépris de ses droits et au détriment de ses progrès, tendait à s'identifier avec la religion, la science moderne s'est proclamée indépendante et a déclaré que le phare de la religion ne brille pas pour elle. Il a eu pour points de départ les philosophies de Descartes et de Bacon.

Opposant à la tradition et à l'autorité la raison individuelle, Descartes a voulu que le génie humain pût, seul et sans secours, arriver à la connaissance certaine de toute vérité. Il enveloppa dans un doute universel tout ce qu'il avait appris. Il observa les phénomènes de l'ordre intellectuel qui se succédaient en lui et en fit la base de la certitude. Il crut ainsi réussir d'abord à se connaître, et ensuite parvenir à la connaissance de Dieu par un simple effort de la pensée humaine, oubliant la différence qu'il y a entre démontrer l'existence de Dieu et la découvrir. Pendant un certain temps, grâce surtout à la manière dont elle sut se servir des idées appelées nécessaires ou innées, la doctrine cartésienne eut une apparence de grandeur et de solidité, mais aujourd'hui sa fin approche. L'observation interne qui porte sur les phénomènes intellectuels, ne peut conduire qu'à la certitude de ces phénomènes ; elle aboutit au phénoménalisme ou nihilisme idéaliste ; tout ce qu'on admet au-delà ne repose que sur des pétitions de principe.

Descartes, en fondant sa méthode, avait commencé par diviser en deux la nature humaine : d'un côté il avait placé la pensée ; de l'autre, il avait relégué le corps. Au milieu d'une confusion entre les phénomènes dynamiques et les phénomènes intellectuels, la philosophie venait ainsi de prononcer, chez l'homme, l'union accidentelle de la force et de la matière. Les médecins de l'école cartésienne durent dès lors passer par le mécanicisme et par l'animisme stahlien pour arriver enfin au vitalisme duodynamique de Montpellier ou ontologisme spiritualiste, lequel, reposant sur une abstraction, se dissipe et disparaît. Après lui, la philosophie cartésienne, dans sa teneur primitive, ne pouvait plus rien pour la médecine.

Si la médecine actuelle ne subit plus son influence directe, elle a cependant éprouvé celle d'un de ses rejetons éloignés et bâtards. Nous trouvons, en effet, dans le principe fondamental de la philosophie cartésienne, l'origine du système de Schelling, qui a inspiré les médecins de l'Allemagne contemporaine. Après qu'on eut placé dans l'homme même la base de la science, au lieu de la reconnaître en Dieu, on était conduit forcément à se demander tôt ou tard si Dieu, qui n'occupait plus en philosophie qu'une place accessoire, ne pouvait pas en être éliminé tout-à-fait, et si, par contre, l'homme n'était pas le grand problème dont il fallait chercher la solution pour avoir la clef de la science. C'est alors que s'est développé ce système dans lequel il n'y a qu'une substance unique d'où découlent également la matière et l'esprit, substance d'abord indéterminée mais qui se précise peu à peu dans une série d'évolutions successives. Elle commence par être une matière confuse et grossière, puis elle revêt les attributions de chaleur et de lumière ; à un degré plus élevé, la vie s'éveille dans les plantes d'abord, dans les animaux ensuite, dans l'homme enfin. L'homme, voilà le terme de la nature comme il a été le point de départ de la philosophie ; voilà le Dieu nouveau de l'univers, tel que le conçoivent aujourd'hui, après les philosophes, les médecins d'outre-Rhin. Ajoutons que ces derniers ont conclu de l'identité de l'esprit et de la matière à la suppression de l'esprit, ce qui nous fait un homme sans âme.

Si, par son principe, la philosophie cartésienne conduit indirectement au système de Schelling, par sa méthode elle aboutit directement au système d'Hégel, qui en est la terminaison fatale. C'est sur l'existence des idées que Descartes avait établi sa certitude et fondé sa méthode. Appuyé sur cette même base, Hégel, aussi rigoureux dans sa logique que nébuleux dans ses conceptions, arrive à ne voir partout que des idées pures qui sont dans un état de perpétuel devenir. Les individus n'ont plus désormais d'existence propre ; ce sont des phénomènes qui se manifestent pour disparaître bientôt ; l'être n'est plus qu'une idée. Je doute que, parvenue à ce point, la philosophie puisse donner naissance à une doctrine médicale, car on ne bâtit pas sur le néant.

Comme la philosophie de Descartes, celle de Bacon est née de cette même pensée que chaque homme peut trouver en lui la base de toute certitude. Ébauchée par le philosophe anglais, précisée par l'École sensualiste, cette doctrine plaça le point de départ de nos connaissances dans le témoignage des sens. Se basant uniquement sur le témoignage des sens, elle ne pouvait, sans sortir de son domaine, admettre les idées dites innées, et ne possédant pas l'idée de cause, il lui était impossible d'arriver à la conception de Dieu : elle devait devenir athée. Elle est devenue aussi matérialiste, mais provisoirement. Le matérialisme n'est pas autre chose qu'un ontologisme sensualiste : c'est l'idée d'être appliquée à la matière, et comme l'idée d'être ne provient pas des sens, il a fallu, pour la retenir ici. d'une part, qu'elle fût bien enracinée dans la pensée humaine, d'autre part, que le système eût un bien grand besoin de se rattacher à quelque chose ; mais il roule forcément, lui aussi, sur sa pente fatale : il approche de la conséquence à laquelle aboutit son principe. Si la certitude est basée sur le témoignage des sens, les phénomènes sensibles doivent seuls être considérés comme certains : c'est le nihilisme sensualiste. Attirée par la nature de ses études vers la doctrine sensualiste, la philosophie médicale devait, dans notre siècle, s'y rallier, suivre son évolution et partager ses destinées ; c'est ce qu'a fait l'École de Paris, organiciste hier, positiviste aujourd'hui , et en qui le culte exclusif du fait dénonce déjà l'invasion du nihilisme.

Quand la révolution philosophique aura déroulé ses dernières conséquences et dit son dernier mot ; quand le scepticisme impuissant, qui s'apprête à lui succéder, aura dégoûté nos esprits qui aspirent à la vérité et qui ont besoin de la rechercher, alors la science se tournera de nouveau vers Dieu et reviendra à la doctrine traditionnelle révélée par la religion et démontrée par la raison humaine.

Elle reconnaîtra comme base première et comme guide la notion de Dieu, et appréciera combien cette grande lumière éclaire de ses rayons toutes les branches des connaissances humaines.

Elle proclamera ensuite comme principe fondamental de la médecine la notion de l'homme fondée sur l'union substantielle de l'âme et du corps. Les troubles des fonctions intellectuelles ne seront alors pas plus une énigme pour le médecin que les troubles des fonctions animales et végétatives. La généralisation des maladies, leur signalement établi d'après l'ensemble de leurs caractères et non plus seulement d'après les symptômes ou les lésions qui ont si souvent usurpé leur rang, la fixation de leurs espèces et la détermination de leurs formes si essentielle aux indications curatives. les prédispositions morbides, la transmission héréditaire et les localisations diverses des affections diathésiques, toutes ces questions capitales pourront être alors étudiées avec succès. Sur ces assises et avec cette charpente pourra s'élever enfin le grand édifice médical où seront utilisés les matériaux accumulés par les siècles et par le nôtre en particulier, et notre époque, qui compte tant de manœuvres jaloux d'y apporter leur pierre, aura enfin des architectes capables de le construire.

Dans ces conditions nouvelles, la science ne cherchera ni à s'identifier à la religion, ni à se séparer d'elle, mais, s'alliant à elle, s'éclairera de ses principes et démontrera ses vérités. Soumise à son autorité supérieure sur les hautes questions qui leur sont communes, elle conservera, sur les questions qui lui sont spéciales, toute initiative et toute liberté. Elle trouvera dans cette union la lumière qui dirige et non pas la barrière qui arrête. Ainsi la méthode médicale d'observation, guidée par une doctrine sûre, et toujours prête à contrôler l'idée inspiratrice sans l'entraver jamais, ne courra plus risque de s'égarer et marchera d'un pas rapide dans la voie du progrès.

Je sais qu'il y a, dans ce que je viens de dire, des expressions qui offusquent et des tendances qui choquent. L'erreur fondamentale que la révolution scientifique, cette digne sœur de la révolution politique, a eu le plus de soin d'enraciner dans les esprits, c'est la séparation absolue de la science et de la religion. L'alliance de la science et de la religion, que les petits savants dénigrent, les grands savants l'ont cependant, à toute époque, reconnue et proclamée.

En médecine et dans les temps anciens, c'est à la notion d'un Dieu créateur et roi de l'univers, importée en Grèce par Thalès, Anaxagore et Pythagore, qu'Hippocrate dut de fonder son immortelle doctrine sur la nature de l'homme ; il vit l'image de l'intelligence suprême qui dirige le monde dans le principe supérieur qui gouverne le corps. De son côté, Galien considérait la description anatomique du corps humain comme la plus belle hymne qu'on pût chanter en l'honneur du Créateur.

Dans les autres sciences et dans les temps modernes , Leibnitz, qui découvrit l'analyse infinitésimale, Képler surtout, qui découvrit les lois du mouvement des planètes , Descartes lui-même, qui découvrit l'application de l'analyse à la géométrie, rattachaient leurs travaux aux principes de la plus haute métaphysique, affichaient dans leurs ouvrages leurs convictions religieuses et se préoccupaient sans cesse de mettre en harmonie leurs doctrines avec leur foi. Le plus puissant de tous ces beaux génies, Képler, en même temps qu'il étudiait en savant les lois de la nature, les admirait en chrétien, et, dans un élan sublime, il écrivait : « Grand est le Seigneur notre Dieu, et toi mon âme, loue toujours le Seigneur. »

Aujourd'hui , par contre, les savants croient ne pas avoir à s'occuper de Dieu. Mais ce silence ne sera plus de longue durée. Le libéralisme scientifique, qui paraît encore plein de vie, va bientôt mourir. Son œuvre est accomplie. Utile à entraver les bonnes doctrines et à favoriser les mauvaises, la science indépendante n'était que le prologue de la science athée. Maintenant, à mesure que l'intrigue se dévoile, les hommes intelligents ne pourront plus en être les dupes, les hommes honnêtes ne pourront plus en être les complices.

Ou guerre à Dieu ou gloire à Dieu, voilà les devises entre lesquelles désormais il faudra choisir. Plus d'indifférence dédaigneuse ni de lâche tiédeur. A la révolution, qui a la haine de Dieu pour origine première, et l'athéisme pour but final, opposons carrément le vrai progrès, qui peut être caractérisé par cette formule :

LA SCIENCE ÉCLAIRÉE PAR DIEU ET DIEU GLORIFIÉ PAR LA SCIENCE.